Verhungern im Schlaraffenland

Andreas Hammering

Diese Fibel will Sie informieren. Die Angaben sind nach bestem Wissen und Gewissen zusammengestellt. Es wurde größte Sorgfalt bei der Erarbeitung und Prüfung des Stoffes gelegt.

Dennoch kann keine Garantie übernommen werden. Weder der Autor noch der Herausgeber können für eventuelle entstehenden Nachteile oder Schäden haftbar gemacht werden.

Originalausgabe 2010

Umschlaggestaltung, Satz und Layout: medienimpuls GmbH, Wunsiedel
Druck und Bindung: Graphicom Group Srl, Vicenza
Printed in Italy
Gedruckt auf säurefreiem, chlorfrei gebleichten Papier

ISBN 978-3-9523710-0-8
www.eidis.ch

Inhalt

„Wer nicht an Wunder glaubt, ist kein Realist"

Ben Gurion (Israelischer Staatsminister)

„Es gibt keine Wunder, es gibt nur Vorgänge, deren Hintergrund wir - mit unserem naturwissenschaftlichen Denken - noch nicht verstehen. Dieses kleine Heft ist auch ein Beispiel dafür."

Andreas Hammering

Der Autor Andreas Hammering

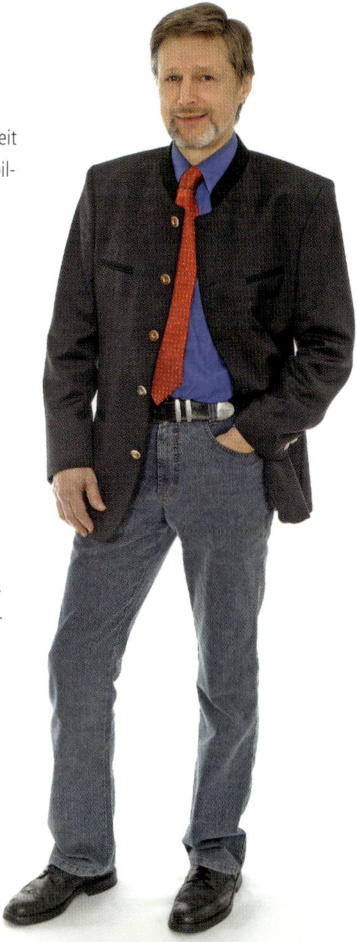

Nach Maschinenbaustudium jahrelange Tätigkeit in der Entwicklung eines bayerischen Automobilherstellers. Durch eigene Krankheit Befassung mit der Naturheilkunde.

1982-1988 Studium der Humanmedizin in Norwegen. Tätigkeit als Landarzt und Notarzt.

1997-2010 niedergelassener Arzt in München mit den Schwerpunkten: Naturheilverfahren, Akupunktur, Homöosiniatrie, Homöopathie, Phytotherapie, Chirotherapie, Physioenergetik und Ernährung.

Mangels Möglichkeiten Studien durchzuführen, hat der Autor dieses Ernährungskonzept konsequent 6 Jahre lang an sich selbst ausprobiert (Foto mit 61 Jahren) und festgestellt, dass wie erwartet, sich sehr viel am Körper positiv verändert hat.

Sehr verehrte Leserin, sehr geehrter Leser,

wie schön wäre es, wenn Sie die Gewissheit hätten, nicht krank zu werden?

Diese kleine Fibel zeigt Ihnen, wie genau dies möglich ist!
Zuerst möchte ich Ihnen kurz zeigen, wie schlecht es wirklich um unsere Gesundheit bestellt ist - aber erschrecken Sie bitte nicht, denn ich werde Ihnen danach zeigen, wie einfach es ist, diesen Gesundheitsproblemen zu entgehen!

Sie erinnern sich an das alte, naturheilkundliche Buch von Dr. Jarvis: „5 x 20 Jahre alt werden"? Es ist inzwischen viel passiert in der Medizin – die Menschen sind leider noch kranker geworden als damals!

Der Vorsitzende der Kassenärztlichen Bundesvereinigung beschrieb unlängst die Situation so: „Nur 1/3 der 40 bis 54 Jährigen hat keine chronische Krankheit, in der Klasse der 55 bis 69 Jährigen sind nur noch 14%! gesund, und bei den 70 bis 84 Jährigen nur 7%!"(1)

Der Präsident der Krebsliga Schweiz sagt: „Krebs ist eine Alterskrankheit, und unsere Gesellschaft wird älter."(2) Krebs ist so häufig geworden, dass ab 2012 jeder 2. ihn bekommen wird. Von denen, die ihn bekommen, wird wiederum jeder 2. daran sterben! Eine Epidemie muss man es nennen. Es hat nur zum Teil damit zu tun, dass wir (marginal) älter werden. Laut WHO sterben weltweit jährlich etwa 7 Millionen Menschen an Krebs. Fachleute erwarten, dass sich diese Zahl bis 2030 verdoppelt. (3)

Eine Verdoppelung der Krebsfälle innerhalb der nächsten 20 Jahren! Dies bedeutet, dass viel mehr als jeder 4. Europäer im Jahre 2030 an Krebs sterben wird, vielleicht jeder 2. bis 3.! Unvorstellbar! Die WHO schreibt, dass 2015 jeder 2. Europäer unter Allergien leiden wird![4] Es ist schon jetzt mehr als jedes 4. Kind chronisch krank (Neurodermitis, Heuschnupfen, Asthma u. a. Krankheiten).[5]

Etwa jeder 4. Mensch im Alter ab 50 Jahren leidet heute an Osteoporose.[6,7]

Es gibt eine Unmenge chronischer Krankheiten, die uns in der heutigen industrialisierten Gesellschaft befallen, und zwar immer häufiger. Es kommen auch immer neue Krankheiten hinzu. Die Medizin hat keine wirklich wirksame Therapie gegen diese Seuchen, wie Herz- und Kreislaufkrankheiten, Rheuma, Gicht, Colitis ulcerosa, Mb. Crohn, Immunkrankheiten, Arthrose, Osteoporose, Alzheimer, Parkinson oder Diabetes I + II , um nur einige zu nennen.

Ich frage Sie, glauben Sie, dass dies normal ist? Glauben Sie, dass der Mensch, die „Krone der Schöpfung", so nachlässig geschaffen wurde, dass er im Alter unweigerlich an zahlreichen chronischen und tödlichen Krankheiten elend zu Grunde gehen muss?

Es ist nicht so! Von schulmedizinischer Seite hebt man die kleinen Fortschritte bei der Bekämpfung der Krankheiten hervor, spricht aber nicht viel darüber, dass sehr viele Krankheiten zunehmen und dass ständig neue entstehen.

Man wollte z.B. vor wenigen Jahren glaubhaft machen, dass die Krankheit Asthma nicht zugenommen hatte. „Unglücklicherweise" hat man aber in der Schweiz seit den 30er Jahren über Asthma gute Statistiken geführt. Hier geht ganz klar hervor, dass Asthma epidemisch zunimmt. Das Thema wurde daraufhin von schulmedizinischer Seite fallen gelassen.

Wenn wir uns mit anderen Völkern und Kulturen vergleichen, dann müssen wir feststellen, dass wir an Zivilisationskrankheiten leiden und dass diese Krankheiten in anderen Kulturen nicht vorkommen.[8]

Wenn wir den heutigen Gesundheitszustand mit dem während der Nachkriegszeit vergleichen, dann müssen wir auch feststellen, dass es seltsamerweise nach dem Kriege **keine** Herzinfarkte, Magengeschwüre, kein Rheuma, Parkinson, Osteoporose usw. gab. Erstaunlich, finden Sie nicht?!

Wir kennen aber endlich die allermeisten Ursachen der Zivilisationskrankheiten und wir erkennen ständig besser, wie wir die Lebensbedingungen so optimieren können, dass wir Jahrzehnte zum Leben hinzufügen können. Sie müssen nur das Wissen und die Empfehlungen in diesem Heft auch wirklich umsetzen, und Sie werden dann im Nachhinein erstaunt sein, wie einfach es gewesen ist!

In einem Alter von 60 Jahren wird man natürlich nicht so viel erreichen können, wie mit einer Umstellung mit 30 Jahren, aber der Gewinn wird trotzdem ganz erheblich sein - und vor allem:

> **Sie minimieren die Chancen, eine chronische Krankheit zu bekommen.**
> **Sollten Sie an so einer Krankheit schon leiden, werden Sie sie viel einfacher los.**

Lesen Sie auf den nächsten Seiten die wahren Ursachen der Zivilisationskrankheiten. Danach wird Ihnen ein schneller und effektiver Ausweg aus dieser Katastrophe gezeigt. Leider ist dieser Weg wenig bekannt, da diese Lösung recht neu ist. Die Lösung basiert auf einer gezielten Ernährung und einer neuartigen Basensubstitution.

Es geht aber vor allem darum, dass bei einer normal durchgeführten Entsäuerung man meistens die Körperzellen selbst nicht effektiv entsäuern kann (d.h. das Zellinnere), sondern nur den Extrazellularraum (der Raum außerhalb der Zellen).

Deshalb kann die jetzige Säure-Basen-Therapie, (Zufuhr von Magnesium, Calcium und Kalium) meistens nicht den von ihr erwarteten massiven Verbesserungen des Gesundheitszustandes gerecht werden.

Die Zeit scheint noch nicht reif dafür, dass man sich fragt, warum die Entsäuerungstherapie nicht den durchschlagenden Erfolg hat, den sie laut der Theorie hätte haben müssen. Stattdessen streiten sich Hersteller und Therapeuten darüber, ob Basenpulver auf Carbonat- oder Citratbasis die bessere Lösung sei!

i Einige Hersteller liefern sogar Basenpulver, deren Hauptbestandteile Füllstoffe sind!

Wenn ich Ihnen einen "schnellen und effektiven Ausweg" aus der Übersäuerung verspreche, dürfen Sie es nicht zu wörtlich nehmen, denn Sie haben seit Jahrzehnten tagtäglich langsam und stetig Säuren in Ihrem Körper angesammelt!
Als Ausnahme gilt nur, wer unter 30 Jahre alt ist, sehr harmonisch und äußerst gesund gelebt hat.

Kapitel 1

Direkte und indirekte Ursachen der Zivilisations-krankheiten

1.1 Indirekte Ursachen

Intensiver Ackerbau mit Verwendung von Kunstdünger und Spritzmittel/ Pflanzenschutzmittel (Herbizide, Fungizide etc.).[10]

Die Kunstdünger lassen die Pflanzen schneller wachsen. Dadurch bleiben den Pflanzen nicht genügend Zeit, Mineralien aus dem Boden zu ziehen. Die Pflanzen werden zudem auch durch Zucht und genetische Veränderungen zu immer schnellerem Wachstum veranlasst und können auch deshalb nicht genügend Vitalstoffe aufnehmen.[11]

Die Erde ist auch ausgelaugt durch saure Düngung, ausgewaschen durch sauren Regen. Die Pflanzen bekommen zu wenig Mineralien (=Basen) und werden selber schwach. Auch deshalb wird gespritzt, um Pflanzenkrankheiten zu verhindern.

1.2 Direkte Ursachen

Obst, Gemüse und Brot (Getreide) haben (aus obigen Ursachen) zu wenig Vitalstoffe (Mineralien, Vitamine, Spurenelemente etc.). Dadurch wird der Körper schwach!

Salate z.B. sind durch die Kunstdünger zusätzlich mit Nitrosaminverbindungen belastet, was Krebs fördert. Also lassen Sie bitte die Finger von Obst und Gemüse aus herkömmlichem Anbau. Wir verzehren konventionell erzeugte Produkte, denen oft Mengen an E-Stoffen (Konservierungsmittel, Farbstoffe, Aromen etc.) zugesetzt wurden. Dazu kommen noch Spritzmittelrückstände (durch zu hohe Grenzwerte, regelmäßige Überschreitung dieser Grenzwerte und durch sorglosen und fehlerhaften Umgang bei der Verwendung). Dies alles schwächt die Verdauung. Ein Teil der Schadstoffe werden im Körper gespeichert, da der Körper es nicht schafft, sie auszuscheiden. Es handelt sich meistens um saure Stoffe, die mit Hilfe von Basen gepuffert werden müssen, aber trotzdem nicht restlos ausgeschieden werden können.

Es werden viel zu viel raffinierte und verarbeitete Produkte gegessen!

Raffinierter Zucker, Auszugsmehle, Konserven (Verlust von Vitalstoffen und Mineralien). Verzehr von Junk Food, Convenience Food, Fast Food (viele Zusatzstoffe, viele schlechte Fette, wenig Vitalstoffe, viel Industriezucker und Auszugsmehle, viel tierisches Eiweiß) - dies führt alles zur Unterversorgung mit Mineralien (= Basen) und anderen Vitalstoffen (Vitamine, Antioxidantien etc.).

Das Gemüse hat durch Züchtung fast alle für den Verdauungsvorgang fördernden Bitterstoffe verloren, was wiederum die Verdauung und das Immunsystem stark schwächt!

Wir verzehren viel zu viel Fleisch!
(was sehr stark übersäuert und viele animalische Fette herbeiführt) [12]

Wir essen zu fett!
(tierische, gesättigte und verarbeitete pflanzliche Fette).

Wir essen zu viel Eiweiß!
(vor allem tierisches aus Fleisch und Fisch)

Wir essen viel zu viel Süßes
(was die Verdauung schwächt)

Wir essen zu viel und zu oft und bewegen uns zu wenig!

Auch ökologische Produkte haben inzwischen durch sauren Regen und saure Düngung zu wenig Mineralstoffe, sind aber trotzdem unverzichtbar, da es keine Alternativen gibt.

Der tagtägliche Stress in der heutigen Gesellschaft führt zum Verbrauch von Basen und macht uns auch psychisch sauer.

Wer physisch sauer ist, wird viel leichter griesgrämig und depressiv!

Leistungssport führt durch Produktion von viel Milchsäure zum erhöhten Basenbedarf.

Man führt sich anderweitig belastende und giftige Substanzen durch ungesundes Wohnklima/ Büro, Kosmetik [13], Waschmittel, Abgase/Stadtluft zu. Diese Substanzen sind auch meist sauer und müssen vom Körper mit Basen (= Mineralien) gepuffert werden.

Der Umgang mit nebenwirkungsreichen Arzneimitteln ist viel zu lasch. Die unsäglichen „Nebenwirkungen" verursachen meistens Schädigungen am Körper. Dass Sie keine Nebenwirkungen bewusst spüren, will nicht heißen, dass die Arznei Ihren Körper nicht belastet! Davon abgesehen sind viele Arzneimittel „sauer", d.h. die Stoffe müssen vor dem Ausscheiden mit körpereigenen Basen gepuffert werden (letzteres gelingt meistens nicht 100%-ig).

Wir sehen also, dass wir heute viel mehr Basen brauchen als unsere Vorfahren! Gleichzeitig ist die Versorgung mit Basen (=Mineralien) viel schlechter geworden!

Hier steckt das Hauptproblem, warum wir Zivilisationskrankheiten bekommen! Über Jahre und Jahrzehnte muss der Körper ständig mehr von seinen Mineralien (-reserven) hergeben und wird schwach und krank!

Dieses Heft stützt sich auf jahrzehntelange eigene ärztliche Erfahrungen sowie auf die Erfahrungen großer Naturheilärzte wie Dr. Max Bircher-Benner, Pfarrer Kneipp, Prof. Dr. Wendt, Dr. Kötschau, Prof. Dr. Kollath, Dr. Bruker, Dr. F. X. Mayr, Paracelsus und weitere. Bedenken Sie, dass das Wissen dieser Ärzte sich teils seit Jahrhunderten bewährt hat.

Bedenken Sie aber auch, dass seit knapp einhundert Jahren sich unsere Gesellschaft sehr stark verändert hat: die Industriegesellschaft mit großen Änderungen in der Erzeugung und in der Produktion von Nahrungsmitteln. Diese Änderungen machen uns zunehmend kränker. (Obwohl wir etwas länger leben.)

Warum leben wir länger?

Jeder Sozialmediziner wird Ihnen sagen, dass dies durch bessere Wohnverhältnisse und Hygiene (Säuglingssterblichkeit!) entstanden ist, nicht durch Medikamente oder ärztliche Tätigkeit.)

Kapitel 2

Die 3 Säulen der Gesundheit

2.1 Die Ernährung

2.2 Die ganzheitliche Basenzufuhr

2.3 Die Einnahme von Bitterstoffen

2.1 Die Ernährung

! **Vergessen Sie konventionelle Produkte, kaufen Sie nur Bio!**

i „Normales Brot" ist ein Industrieprodukt aus Weißmehl und ungeeignet für Sie. Das „Vollkornbrot" ist oft ein Weißbrot mit Farbe „getarnt". Sie brauchen ein Vollkornbrot, denn die Randschalen des Getreides beinhalten die lebensnotwendigen Mineralien (Calcium, Magnesium, Kalium) und Spurenelemente. Wenn das Brot noch schonend im Steinbackofen gebacken wird, bleiben die Mineralien noch organisch und für den Körper gut verwertbar, sonst nicht. Gönnen Sie sich aber zwischendurch ein Croissant oder ähnliches als Belohnung, wenn Sie es brauchen (denn Sie sollen nicht heilig werden).

Gehen Sie davon aus, dass Sie auch bei Bio in 5% der Fälle übers Ohr gehauen werden! Deswegen Vorsicht bei Bio-Obst und -Gemüse, speziell aus Süd-Europa. Denn Sie brauchen „SuperPlus" für Ihren Körper, wenn er gesunden und sich verjüngen soll! „Normalbenzin" ist zu wenig!

Ihre Ernährung wird trotzdem nicht teurer als früher werden, denn: **Sie sollen vorwiegend Grundnahrungsmittel essen!** Obst, Gemüse, Müsli, Vollkornbrot (letzteres wird von den Meisten doch noch vertragen, wenn Zucker und Milch weitgehend weggelassen werden), Vollkornpasta / Hartweizengrieß, Kartoffeln, Süßkartoffeln (= besonders gesund).

Kochen Sie, indem Sie das Gemüse schonend Dampfgaren! Al Dente! Noch besser: Kochen Sie das Gemüse / Kartoffeln nicht durch!

Die Mitte soll noch einigermaßen fest sein, denn sonst gehen nicht nur Vitalstoffe verloren, die Mineralien werden für den Körper quasi anorganisch. Dies bedeutet minderwertig!

Meiden Sie Konfitüren (viel Zucker, viele Kalorien) und andere zweifelhafte Brotaufstriche.[14] Auch im Reformhaus und im Biosupermarkt gibt es große Qualitätsunterschiede und Bio ist nicht gleich Bio. Sie können nicht dieselbe Qualität von einem Bio-Discounter erwarten wie z.B. von Firmen, die nach Demeter-Richtlinien produzieren.
Achten Sie auch streng auf die Deklaration: Auszugsmehle und raffinierter Zucker sind auch in Bio-Qualität keine Lebensmittel – höchstens Nahrungsmittel.

Vergessen Sie Baguette, Weißbrot, Süßigkeiten! Erlauben Sie sich in Maßen zwischendurch ein bisschen Mischbrot und Süßigkeiten mit unraffiniertem Zucker als Abwechslung, wenn es sein muss. Stellen Sie selber Süßigkeiten mit Stevia für Ihre Kinder her.

i

Stevia ist eine Pflanze, die seit Jahrzehnten in Asien und den USA zum Süßen verwendet wird. Macht keine Zahnfäule und hat keine Kalorien. (Kann oft in Naturkostläden gekauft werden.)

Aufpassen: Rohrzucker = raffinierter Zucker. Rohrohrzucker = Vollrohrzucker = unraffinierter Zucker.

Meiden Sie Süßstoffe, sie sind ungesund und machen erst recht dick![15]

Meiden Sie „Soft-Drinks" und Säfte mit Zucker![16]

**„As the food, so the mind.
As the mind, so the thought.
As the thought, so the act."**
Diese Zusammenhänge aus den Gedanken von Sai Baba (indischer Philosoph) werden meines Erachtens völlig unterbewertet! Ich würde den Gedanken sogar folgendermaßen weiterführen:
„As the act, so the society!"

Lesen Sie die Inhaltsdeklarationen durch und fragen Sie, wenn Sie unsicher sind.

Meiden Sie Produkte mit E-Stoffen [17] wie die Pest!

Ich wiederhole: Eine gesunde, basische, ökologische Ernährung mit viel Obst, Gemüse und Getreidevollkornprodukten muss sein! Ohne geht es nicht!

Essen Sie wenig Fleisch/animalische Produkte, nur etwas Fisch (weil zuviel Protein!). D. h. 1 x Fleisch und 1-2 x Fisch pro Woche, höchstens!

Seien Sie versichert, dass Sie bei dieser Ernährung mehr als genügend Eiweiß bekommen![18] Die „normale" Ernährung führt zu einer Eiweißüberladung. Die große Menge, vor allem an tierischem Eiweiß, kann der Körper auf Dauer nicht umsetzen. Mit der Zeit wird das Eiweiß im Bindegewebe, den Organen, an den Blutadern abgelagert. Dies führt u.a. zu Arteriosklerose und trägt zu Bluthochdruck bei.[19-21] Bedenken Sie auch, dass das Muskelfleisch nur aus wenigen Eiweißtypen/Aminosäuren besteht. Für eine gute Versorgung bräuchten Sie häufig auch Innereien. Eine vegetarische Ernährung mit Eier und Käse sichert eine optimale Eiweißversorgung. Eine streng vegane Ernährung (ohne tierische Produkte) kann sehr problematisch sein, vor allem in kälteren Ländern.

Essen Sie sehr wenig raffinierten Zucker und Auszugsmehle.

Hoher Milchverbrauch führt zu Osteoporose und Allergien. Hartkäse/alter Käse ist erlaubt, da durch die Reifung sich das Protein verändert und nicht allergisierend wirkt. Der Calciumgehalt steigt und der Käse wird basischer. Meiden Sie also Weichkäse, Joghurt, Sauermilch, Molke! Sahne ist Proteinfrei, begünstigt keine Allergien und macht in Maßen verwendet **nicht** dick!

Trinken Sie sehr wenig Milch und Milchprodukte. 1, max. 2 Eier pro Woche. Die Milch von Kühen, die 40 Liter am Tag „produzieren" und pasteurisiert und homogenisiert ist, ist nicht gesund.[22-28]

Meiden Sie jede Art von Margarinen, denn diese sind stark veränderte Produkte mit schlechten Fetten. Verwenden Sie Butter (in Maßen).

Essen Sie immer etwas Obst und Gemüse roh! Belassen Sie das Essen möglichst unverändert. Essen Sie im Idealfall nur, wenn Sie Hunger haben! Kauen Sie 20 x pro Bissen und speicheln Sie gut ein (Vorverdauung mit Enzymen). „Kauen" Sie auch Säfte und trinken Sie diese langsam! Am besten frisch gepresste Säfte und nicht pasteurisierte.

Trinken Sie nicht Wasser vor/zum Essen, es verdünnt nur die Magensäure. Trinken Sie kein aufbereitetes (u.a. Spuren von Hormonen!) oder chlorier-tes/fluoridiertes Wasser. Wenn das Leitungswasser nicht absolut unbedenklich ist, dann trinken Sie ein stilles, weiches Mineralwasser. Ein Liter/Tag genügt, etwas mehr schadet auch nicht! Wasser ist das Getränk für den Körper.

Meiden Sie Wasser aus PET-Kunststoffflaschen, da der Kunststoff Schadstoffe freigibt.[29]

Grüner Tee ist in Maßen gesund, schwarzer Tee nicht so. Viel Kaffee ist ungesund (Säuren), entwässert und macht faltig. Am gesündesten sind noch Espresso und Cappuccino.

Einige Menschen brauchen am Morgen ein gutes Frühstück, andere wiederum vertragen das eher nicht und sollten etwas warten. Spüren Sie nach!

Sorgen Sie dafür, dass Sie mindestens zweimal pro Woche ein echtes Bircher-Müsli essen!

i

Das „Müsli" wurde von Dr. Max Bircher-Benner erfunden. Der naturheilkundige schweizerische Arzt heilte u.a. mit Ernährungstherapie. Das echte Müsli: „Nehme am Abend etwa 3 Esslöffel ökologisches, keimfähiges Vollkorngetreide (Hafer/Dinkel) und schrote es in einer Steinmühle (Idealerweise! Ein Kaffemahlwerk genügt auch), kippe es sofort (sonst oxydiert es!) in eine Schale und fülle Wasser unter Umrührung hinein. Das Wasser soll dann ein paar Millimeter über dem Brei stehen, damit der Brei beim Quellen nicht mit Luft in Kontakt kommt. Bedecke ihn mit einem sauberem Tuch und lasse ihn bis zum nächsten Morgen/Lunch stehen. Dadurch entstehen Unmengen bioaktive Stoffe, wie beim Keimen des Pflanzensamens. Den Brei zum Frühstück/Lunch essen mit Bananen/Äpfelstücken etc., und etwas Sahne/Mandelmilch/Orangensaft o.ä.."

Essen Sie keine Salate/rohes Gemüse nach 16.00 Uhr (wird nicht gut verdaut), wenn, dann nur gegart/gedampft/im Wok.

Essen Sie möglichst nicht nach 18.00 Uhr, gehen Sie mit leerem Magen ins Bett (Ausnahme: heiße Länder)!

Im Übrigem empfehle ich Ihnen sehr das Buch „Unsere Nahrung, unser Schicksal" von Dr. Bruker.(30) Dies ist eine Zusammenfassung der Erfahrungen großer Naturheilärzte. Es hat nur einen Haken: Es berücksichtigt nicht das große Problem der Basenunterversorgung. (Dies ist ein seit relativ kurzer Zeit entstandenes Zivilisationsproblem und wurde deshalb von den alten Ärzten nicht erkannt.)

Nach dem Mittagessen/Hauptessen ist eine Ruhepause von etwa 1/4-Stunde und danach ein Spaziergang vorteilhaft. Es hilft bei der Verdauung. Machen Sie kein Mittagsschläfchen!

Vorsicht mit Wein, max. 1 Glas Rotwein beim Mann und 1/2 Glas Rotwein für die Frau pro Tag. Meiden Sie Weißwein, es ist meistens reine Säure! Vorsicht mit Bier, max. 1/2 l für den Mann und 1/4 l für die Frau pro Tag. Der „Busen" und der Bierbauch beim Manne entstehen nicht nur durch den Alkohol und die Kalorien, sondern auch durch die pflanzlichen Hormone im Hopfen.

2.2 Die ganzheitliche Basenzufuhr

Ganzheitlich bedeutet in diesem Zusammenhang, dass man sowohl ein Basenpulver verwendet,

- **das für eine wirksame Entsäuerung des Extrazellularraums (der Raum zwischen den Zellen) und**
- **für die Entsäuerung der Intrazellularräume (das Innere der Zellen) geeignet ist.**

Das traditionelle Entsäuerungsverfahren mit herkömmlichen Basenpulvern greift ab ca. dem 30. Lebensjahr schlechter und schlechter bei der Entsäuerung der Zellinnenräume. Dies bedeutet, dass man an die Hälfte des Problems nicht herankommt! Achten Sie auch darauf, dass das Produkt, das Sie verwenden, 100% Wirkstoff beinhaltet und nicht viel Füllstoff. Einige Produkte sind so deklariert, dass es der Laie leicht missversteht oder es gar nicht lesen kann.

Der Säure-Basen-Haushalt

» Säuren sind chemische Verbindungen, die eine/mehrere H+-Ionen enthalten. Basen sind Verbindungen, die eine/mehrere OH- Ionen enthalten. Eine Base kann also je nach Stärke mehr oder weniger H+ binden: H+ + OH- = H20 (=Wasser=neutral). Der pH ist Maßeinheit für Säuren und Basen. Die Messskala reicht (logarithmisch) von pH 0 (=äußerst sauer) bis pH 14 (= äußerst basisch), mit pH 7 als neutral.

Ihr Körper ist, um gesund zu bleiben, abhängig von genügend basischen Mineralien (Magnesium, Calcium, Kalium = die Basen).
Man spricht davon, dass der Körper in Säure-Basen-Balance sein sollte (in diesem Zustand funktionieren auch die vielen Regel- und Aufbausysteme des Körpers, wie Hormonsysteme und Enzymsysteme, ungleich viel besser). Säure-Basen-Gleichgewicht nennt man einen gedachten Zustand, in dem es ebenso viele Säuren wie Basen im Körper gibt. Wann dies der Fall ist, weiß man nicht so recht. Man weiß aber, dass bei zu viel Säureüberschuss auf Dauer der Körper Basen, d.h. Mineralien verliert, [31-55] auch aus den Knochen (und damit auch Beinsubstanz).
Wenn der Körper im Säure-Basen-Gleichgewicht ist, hat er aus meiner Erfahrung schon 30% seiner Vitalität verloren! Er sollte über große Basenreserven verfügen, also stark basenüberschüssig sein!
(Haben Sie keine Angst, es ist praktisch nicht möglich durch eine basische Ernährung und oraler Basensubstitution zu basisch zu werden!)

i

Die allermeisten Stoffwechselprodukte, Arzneien, das „moderne Essen" sind alle Säuren oder beinhalten einen Säureüberschuss. Der Körper braucht Basen (also Mg, K, Ca) um diese Säuren puffern und ausscheiden zu können.

!

Das Blut muss immer im Säure-Basen-Gleichgewicht gehalten werden (pH 7,35-7,45), sonst stirbt der Mensch. Um dies zu erreichen, werden überschüssige Säuren abgeatmet/ausgeschieden (über Lunge, Niere und Leber/Darm). Was übrig bleibt, wird im Bindegewebe, später auch in der Muskulatur, in den Organen und Gelenken abgelagert. Es sei denn, der Körper bekommt wieder genügend Basen, um die Säuren (oft als Salze eingelagert) zu puffern und auszuscheiden.

Man kann davon ausgehen, dass z.B. die Hunzas (ein Volk im Himalaya) stark basisch waren. Die Menschen (und die Pflanzen) lebten von stark mineralüberschüssigem Gletscherwasser. Sie waren sehr langlebig, äußerst gesund und unglaublich leistungsfähig. Wir wissen aus solchen und ähnlichen Fällen, dass ein Körper mit großen Basendepots (Bindegewebe, Knochen, Zähne, Haarboden) unheimlich stabil ist, auch psychisch. Die Zähne sind perfekt. Dieser Körper hat eine sehr große Widerstandskraft gegen Infektionen. Banale Infektionen wie Erkältungen und Grippe kommen nicht vor.

Eine saure Stoffwechsellage führt zu

Psychisch: schlechte Laune, Neigung zu Depressionen, schlechter Schlaf, Gereiztheit, Angespanntheit, niedrige Streßtoleranz/psychisch weniger belastbar, schlechte Konzentration/Gedächtnis.

Physisch: schlechtere Immunleistung, Verdauung, Leistungsfähigkeit, Bindegewebe, Muskulatur. Mehr/höher Verstopfung, Blähungen, Adrenalin, Blutdruck, Blutzucker, Gewicht/Gewichtzunahme.

Säureüberschuss macht krank

Eine basenüberschüssige, ökologische Ernährung und ein geregeltes, harmonisches Leben sind äußerst wichtig, um das Säure-Basen-Gleichgewicht unseres Körpers positiv zu beeinflussen. Dies ist in unserem modernen Leben mit Stress, Genussgiften usw. schwer zu schaffen.

Basenbedarf und Alter

Je älter wir werden:

- um so mehr verlieren unsere Nieren von ihrem Säureausscheidungsvermögen.
- um so mehr verlieren auch unsere Lungen ihre Fähigkeit, organische Säuren als CO2 abzuatmen. (Bei den Nieren sind dies schulmedizinisch gesicherte Tatsachen, bei den Lungen handelt es sich um eigenes Erfahrungswissen.)
- um so mehr verliert unsere Haut durch weniger Schwitzen und schlechtere Hautfunktion die Möglichkeit,Toxine und Säuren auszuscheiden.
- um so mehr entgleist unser Stoffwechsel durch Fehlfunktionen, Giftbelastungen, chronische Entzündungen und Mikroben.
  Das heißt wiederum, dass noch mehr ausscheidungspflichtige Säuren und Toxine entstehen.

Deshalb, und auch auf Grund des sauren Regens und übersäuerter Ackerböden, kommen wir nicht um eine unterstützende Einnahme von Basenpulver herum! Wie Sie sehen, entsteht eine Art „Todesspirale“. Wenn Sie so langsam und so problemfrei wie möglich altern möchten, müssen Sie früh mit der Einnahme von Basenpulver anfangen. Ab etwa 30 Jahren muss auch intrazellular entsäuert werden (da die Zellwände ganz langsam an Durchlässigkeit verlieren).

Anleitung zum Entsäuern:

Falls Sie unter 30 Jahre alt sind, reicht für Sie normalerweise ein gutes, herkömmliches Basenpulver ohne Füllstoffe, z.B.:

- **„Urbase I Basic"**
- **„Basenpulver Pascoe"**
- **Basenpulver nach Sander (dieses altbewährte Basenpulver kann Ihr Apotheker für Sie zusamenstellen, siehe „i")**

Sie nehmen dann eines dieser 3 Pulver je nach Bedarf 1 bis 2 mal täglich 4 Wochen lang als eine Art „Kur". Je nachdem wie alt, krank oder gestresst Sie sind, sollten Sie die Kur mind. 1 bis 2 mal pro Jahr durchführen.

Basenpulver nach Sander:

Calciumcarbonat	100 g
Natriumbicarbonat	80 g
Natriumphosphat	10 g
Kaliumbicarbonat	10 g

1 TL auf 1/4 l Wasser (2 bis 3 x täglich). Dieses Basenpulver ist zwar günstiger, beinhaltet jedoch kein Magnesium.

Falls Sie die 30 überschritten haben, sollten Sie auch ein zusätzliches Basenpulver einnehmen das für die Entsäuerung der Zellinnenräume geeignet ist. Hier kann ich Ihnen folgende Empfehlungen geben:

- **Sie besorgen sich aus Ihrer Apotheke 150 g Ascorbinsäure (Vitamin C) und 300 g Kaliumbicarbonat in zwei gerennten Dosen. (Der Apotheker kann es für Sie abfüllen, Dosierung siehe „i")**
- **Sie besorgen sich in Ihrer Apotheke das Produkt Urbase II Intense. (Dieses Produkt beinhaltet Kaliumbicarbonat und Ascorbinsäure in Kapselform)**
- **Sie kaufen in der Apotheke das Produkt Urbase II ProAktiv. (Dieses Produkt beinhaltet weder Kaliumbicarbonat noch Ascorbinsäure)**

Dosierung:

- Erste 3 Tage: 1/2 Messerspitze Ascorbinsäure und 1 Messerspitze Kaliumbicarbonat in ein großes Glas Wasser einrühren und trinken.
- Danach täglich: 1 Messerspitze Ascorbinsäure und 2 Messerspitzen Kaliumbicarbonat in ein großes Glas Wasser einrühren und trinken.

Bei erhöhtem Bedarf und bei älteren Personen: bis zu 2 x täglich 1 Messerspitze Ascorbinsäure mit 2 Messerspitzen Kaliumbicarbonat.

Sind Sie also über 30 Jahre, dann nehmen Sie jeweils eines dieser 3 vorgeschlagenen Basenpulver folgendermaßen ein:

- **Stufe 1: 4 Wochen extrazellular entsäuern, dann ...**
- **Stufe 2: 4 Wochen intrazellular entsäuern, dann abschließend ...**
- **Stufe 3: 4 Wochen extrazellular entsäuern!**

Es ist alles ganz einfach! Merken Sie sich bitte nur:
„Eins (Stufe 1), zwei (Stufe 2), drei (Stufe 3) – ich bin Säurefrei!"

Je nach Alter, Gesundheitszustand und Stress sollte diese „Kur" öfter wiederholt werden. Also z.B.: 4 Wochen „Urbase I Basic", dann 4 Wochen „Urbase II ProActiv", abschließend wieder 4 Wochen „Urbase III Protection" (hier kann alternativ auch da „Basenpulver Pascoe" oder „Urbase I" genommen werden, die Erfahrung aber hat gezeigt, dass „Urbase III" Protection besser ist, da es auch Silicea/Kieselerde, für der Aufbau von Haaren und Bindegewebe, beinhaltet).

Dies bedeutet z.B.: Zuerst eine Dose „Urbase I" einnehmen. (Dadurch wird Säure aus dem Extrazellularraum (=Zwischenzellraum) über die Nieren ausgeschieden und dieser Bereich dadurch entlastet.), Dann eine Dose „Urbase II" einnehmen. (Dadurch wird Säure aus den Zellinnenräumen ausgeschieden in den Extrazellularraum heraus (der dadurch wieder belastet wird). Zum Schluss eine Dose „Urbase III" einnehmen um die Säure, die jetzt in dem Extrazellularraum vorhanden ist, über die Nieren bess ausscheiden zu können.

Wie optimiere ich meine Baseneinnahme?

Generell gilt, dass der Bedarf umso höher ist, je älter / kranker / gestresster Sie sind! Vernünftiger ist es, sich zusätzlich ein genaueres Bild über seinen Basenbedarf zu verschaffen: Besorgen Sie sich in Ihrer Apotheke Harn-pH-Messtreifen und messen Sie damit Ihren Mittelstrahl-Morgenurin minimum 4 Tage lang. Dann erhöhen/vermindern Sie die abendliche Einnahme von Basenpulver bis der pH-Wert in etwa neutral ist (pH = 7). (Damit geben Sie, grob gesehen, Ihrem Körper die Möglichkeit über Nacht die ganzen aufgesammelten und nicht ausgeschiedenen Säuren vom Tage zu Puffern und mit dem Morgenurin auszuscheiden.)

Wenn Sie es noch genauer wissen wollen, dann messen Sie mindestens vier Tage lang den Urin-pH jedes Mal, wenn Sie zur Toilette gehen. Idealerweise sollten etwa 80% dieser Messungen im neutralen/basischen Bereich liegen. (Um dies zu erreichen, müssen Sie normalerweise das Basenpulver morgens und abends einnehmen.)

Ca. 5 % der Verbraucher reagieren erfahrungsgemäß mit leichtem Magendrücken auf die Mischung aus Kaliumbicarbonat und Ascorbinsäure. Das sind Personen, die Vitamin C nicht gut vertragen oder einen sehr empfindlichen Magen haben.
Sollten Sie zu dieser Gruppe gehören, dann kann es vernünftig sein, auf das Produkt Urbase II ProActiv auszuweichen!

Der deutsche Nobelpreisträger Warburg schrieb schon vor vielen Jahrzehnten, dass die Übersäuerung der Zellinnenräume Grundlage für den Krebs bereite.

Stufe I - Extrazellulare Entsäuerung

Säuren, Schlacken und andere ausscheidungspflichtige Stoffe werden über die Lymphe und die Venen drainiert. „Der Extrazellularraum wird freigeputzt!“

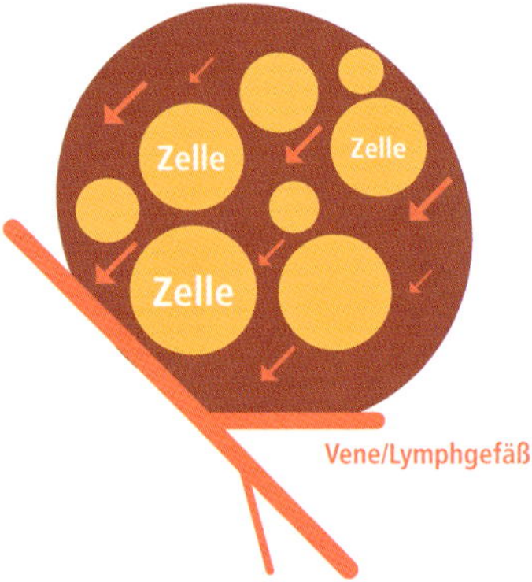

Stufe II - Intrazellulare Entsäuerung

Nachdem der Extrazellularraum entlastet wurde, werden jetzt die Zellen „geöffnet“, sodass die ausscheidungspflichtigen Stoffe in den Extrazellularraum hinausgeschieden werden können.

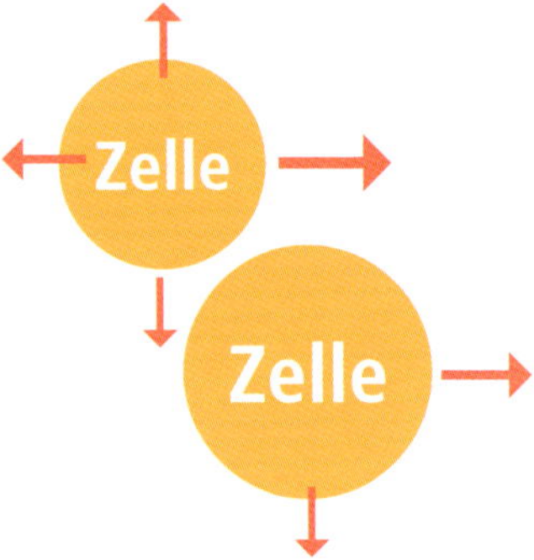

Stufe III - Abschließende Extrazellulare Entsäuerung

Der Extrazellularraum ist wieder mit ausscheidungspflichtigen Stoffen belastet. Diese werden analog zur Stufe I über Lymphe und venöses Blut wegtransportiert und über Niere und Leber ausgeschieden.

Eine kleine Geschichte

Der österreichische Medizinalrat Dr. Pekar behandelte 40 Jahre lang Krebspatienten mit biologischen Therapien. Eine seiner Methoden war der Einsatz von Kaliumascorbat (Mischung von Kaliumbicarbonat + Ascorbinsäure in Wasser). Dieses geht auf folgende alte Geschichte zurück: Der Chemiker Dr. Gianfranco Pantellini, der in einem Tumorzentrum in Florenz tätig war, wurde eines Tages von der Frau eines Bekannten aufgesucht. Ihr Mann hatte einen klinisch gesicherten, inoperablen Magenkrebs und litt unter starken Schmerzen. Der Chemiker empfahl Natriumbicarbonat gegen die starken Schmerzen. Nach Monaten traf Dr. Pantellini zufällig den Patienten und war nicht wenig erstaunt, dass es dem Mann gut ging und das die Schmerzen weg waren. Eine erneute Untersuchung ergab dann, das der Krebs verschwunden war! Daraufhin untersuchte Dr. Pantellini die Reste des Pulvers, die der Patient noch hatte und stellte fest, dass es sich nicht um Natriumbicarbonat, sondern um Kaliumbicarbonat handelte! Der Apotheker hatte entweder die Schrift von Dr. Pantellini nicht richtig lesen können oder hatte schlicht das verkehrte Mittel herausgegeben.

Aber wie konnte das Kaliumbicarbonat wirken? Der Patient hatte es mit frisch gepresstem Orangensaft gemischt und getrunken! (Ascorbinsäure [=Vitamin C] + Kaliumbicarbonat = Kaliumascorbat). Dr. Pekar hat in seinem Buch „Krebs - die biologische und medizinische Tragödie" beschrieben, wie Kalium durch die Zellwand hineinwandern kann und saure Valenzen hinausbefördert werden. Also eine Entsäuerung des Zellinnenraumes.

Säure - und basenbildende Lebensmittel

Fleisch
Fisch
Eier
Käse (gilt nicht für alten Hartkäse)
Wurst (Aufschnitt und Wurstwaren)
Weißmehl und Weißmehlprodukte
Fleischbrühe
Schokolade (mit Milch und viel Zucker, Bitterschokolade = mäßig)
Kakao (mit Milch und Zucker)
Kaffee (Kochkaffe = stark, Cappucino = mäßig)
Industriezucker und alle zuckerhaltigen Produkte
Nüsse (mäßig bis stark, je nach Sorte)
polierter Reis
zuckerhaltige Limonaden
hochprozentiger Alkohol

stark säurebildend

Vollmilch
Buttermilch
Sauermilch (je nach Verarbeitung schwach bi
mittelmäßig)
Joghurt (je nach Typ schwach bis mittelmäßig
Quark (je nach Verarbeitung schwach bis mittelmäßig)
Erzeugnisse aus Vollkornschrot / Vollmehl /
Vollkornbrot (nicht ausgemahlen = mittelmäßig
Vollkornknäckebrot
Bier
Hartkäse

schwach säurebildend

utter
Valnüsse
eitungswasser
altgepresste Pflanzenöle
Olivenöl, Sonnenblumen-
l, Kürbiskernöl)

eutrale
Nahrungsmittel

Sahne (wenn pasteurisiert = neutral)
Getreidekaffee
Trockenobst
Rübensirup
Apfelkraut
Vollsojamehl
Weizen- und Dinkelkeime
Trockener Wein (nur bei jüngeren Menschen, sonst eher sauer wirkend)
Stilles Mineralwasser
Mandeln

schwach
basenbildend

Obst (mäßig bis stark)
Gemüsefrüchte (Auberginen, Kürbis, Zucchini)
Gemüsebrühe
Küchenkräuter und Gewürze (Petersilie, Schnittlauch, Majoran, Thymian, Dill, Basilikum, Paprika, Pfeffer)
Blattgemüse und Blattsalate (Spinat, Mangold, Kohl, Feldsalat)
Knollengemüse (Kohlrabi)
Wurzelgemüse (Karotte, Sellerie, Rote Beete)
Lauch
Gurken
Rhabarber
Kartoffeln
Süßkartoffeln
Pfifferlinge und Steinpilze (mäßig bis stark)

stark
basenbildend

2.3 Die Einnahme von Bitterstoffen

Die beste Möglichkeit, unsere innere Haut, also die Schleimhaut zu aktiviere ist die Einnahme von Bitterstoffen.

Warum ausgerechnet bitter? Was hat es mit den Bitterkräutern auf sich? Die bitterstoffhaltigen Kräuter gehören zu den ältesten von Menschen verwendeten Kräutern. **Dass sie zum Wohlbefinden beitragen und die Verdauung erleichtern, weiß man seit Jahrhunderten.**

Vier-Winde-Tee

Fenchelfrüchte	20 g
Kümmelfrüchte	20 g
Anisfrüchte	20 g
Schafgabenkraut	20 g
Pfefferminzblätter	20 g

2 TL der Teemischung mit einer Tasse kochendem Wasser aufgießen, 10 min. ziehen lassen. 3 x täglich eine Tasse trinken, am besten vor den Mahlzeiten.

Bedenken Sie, dass fast 80 % des körpereigenen Immunsystems im Darm si und durch Bitterstoffe stark beeinflusst werden kann!

Nicht nur Hildegard von Bingen benutzte schon vor über 900 Jahren bitterstoffhaltige Kräuter. In der heutigen Zeit sind Bitterstoffe noch mindestens so aktuell und wichtig! Die Umweltbelastung der nördlichen Hemisphäre, der wir alle ausgesetzt sind, macht unsere Schleimhaut nicht straff, sondern eher schlaff. Dies trifft auch auf unsere industriell verarbeiteten Nahrungsmittel zu („Fast Food, Convenience Food, Junk Food, der Einsatz von Konservierungsmittel, Farbstoffe usw.").

Wenn Sie nicht häufig bitteres Gemüse essen oder Bittertees trinken, haben Sie mit der Einnahme von Bittertinkturen eine zeitsparende Lösung! Empfehlung: Amara Tropfen Pascoe (Apotheke)! Sehr gut und sehr „bitter", gerade was für Bitterstoffliebhaber. Bitterstern Kräuterbitter (Apotheke). Sehr gut und milder! Für beide gilt: Am Besten vor jeder Mahlzeit. Einfach und spürbar gut!

Diabetiker haben eine besonders saure Stoffwechsellage und profitieren noch mehr von einer Basenzufuhr.

Vor sehr langer Zeit waren Bitterstoffe in den Nahrungsmitteln vorhanden. Damals schmeckten das Brot und das Gemüse wesentlich bitterer, was für die Verdauung sehr hilfreich war. Dadurch wurden Leber und Gallenblase, die Bauchspeicheldrüse und die Darmdrüsen angeregt, mehr Verdauungssekret abzugeben. Aber süß schmeckt besser als bitter und deshalb züchtete man die Bitterstoffe aus den Nahrungsmitteln weitgehend weg. Dies führte dann wiederum zur Verwendung von bitteren Kräutern.

Zufuhr anderer Vitalstoffe

Die Erfahrung zeigt: Wenn der Körper wie beschrieben ernährt wird und genügend Base zugeführt bekommt, andere Nahrungsergänzungsmittel (Vitamine, Spurenelemente usw.) sehr stark an Bedeutung verlieren.

Weil alle Regelsysteme mit genügend Base viel besser funktionieren und weil die hier beschriebene Kost viel mehr Vitalstoffe hat und weniger Schadstoffe und belastende Zusatzstoffe.

Trotzdem sollte man Zink und Selen immer wieder zuführen, da der Ackerboden in Europa zu wenig Selen hat und dieses Element sehr wichtig ist u.a. als Krebsvorbeugung, aber auch weil das Immunsystem bei den meisten Leuten von einer Zinkzugabe sehr profitiert. In besonderen Fällen sollte gezielt mit anderen Nahrungsergänzungsmitteln supplementiert werden. Z.B. bei Diabetes II sollte zusätzlich Chrom und Zimt genommen werden.

Wie erreiche ich soviel wie möglich mit einer Kostumstellung, die mir noch Spaß macht? Sie haben jetzt 3 verschiedene Wahlmöglichkeiten:

Stufe 1

Ich fühle mich gut, so wie ich jetzt lebe, möchte aber ohne viel Aufwand etwas tun, damit ich Vorsorge betreibe und wesentlich gesünder lebe. Dann bleibt für mich auch der Spaß erhalten.

Stufe 2

Ich bin bereit, einiges zu tun, damit ich gesünder lebe. Dies zu tun, gibt mir auch ein gutes Gefühl, und ich erwarte mir, dass ich deutlich leistungsfähiger werde und mich dabei wohler fühle.

Stufe 3

Für mich ist es wichtig, so gesund wie möglich zu leben, weil ich z. B.: so viele Lebensjahre voller Freude und Leistungsfähigkeit wie möglich „herausholen möchte", meine Leistungsfähigkeit wesentlich steigern möchte und meine „Wehwehchen" loswerden möchte.

Praktische Umsetzung der Kostumstellungen

zu Stufe 1

Fangen Sie mit der täglichen Einnahme von Basen und Bitterstoffen an. Dies ist einfach und erfordert kaum Zeitaufwand, dabei ist der Nutzen riesengroß!
Bereiten Sie sich zweimal pro Woche ein echtes Bircher-Müsli aus Biogetreide. Sie werden sehen, dass die Vorbereitung viel schneller geht als bei einem „normalen" Frühstück! Ziehen Sie die Stufe 1 durch, so lange es Ihnen gefällt. Irgendwann sagen sich die meisten Leute: „Ich fühle mich jetzt besser und an die kleine Koständerung habe ich mich gewohnt, jetzt könnte ich eigentlich den nächsten Schritt tun!"

zu Stufe 2 (zusätzlich zu Stufe 1)

Kaufen Sie Bioprodukte so weit es geht. Essen Sie weniger Fleischgerichte und Wurstwaren. Essen Sie mehr Pastagerichte (Hartweizengries) und Mehlspeisen (nur aus Vollkorn!). Ersetzen Sie Genussmittel mit Zucker durch solche mit Vollrohrzucker / Rohrohrzucker (= dasselbe). Seien Sie vorsichtig beim Einkauf von Produkten mit E-Nummern! Lesen Sie die Inhaltsdeklarationen der Produkte! Wo es geht, ersetzen Sie diese durch E-Nr.-freie Produkte.

zu Stufe 3

Sie haben „Blut geleckt" und möchten so viel wie möglich für sich herausholen: Dann verfahren Sie so wie in dieser Fibel auf den Seiten 15 bis 35 beschrieben!

Kapitel 3

Anmerkungen

3.1 „Fallgruben"

3.2 Wichtiges und Selbstverständliches

3.1 „Fallgruben"

Normalerweise erfolgt eine Kostumstellung mit Zugabe von Basenpulver und Bitterstoffen ohne Probleme und bringt eine schnelle und anhaltende Besserung des Allgemeinzustandes.

Vereinzelt kann es zu Problemen kommen:

Psychische Blockaden können z.B. negative Glaubenssätze sein, wie:

„Ich darf nicht gesund sein!"
„Ich darf nicht glücklich sein!"

Wenn solche Glaubenssätze im Unterbewusstsein gespeichert sind (sie entstehen meistens in der Kindheit, werden aber nicht erkannt), sorgt das Unterbewusstsein auch dafür, dass eine Heilung / Besserung nicht eintritt.

Dies geschieht oft durch Provokation von Symptomen wie Blähungen / Verstopfungen / Kopfweh / Hautprobleme, oder dadurch, dass man immer wieder Probleme „wie magisch anzieht". In solchen Fällen sollte ein psychotherapeutisch und naturheilkundlich erfahrener Therapeut zu Rate gezogen werden.

Ähnlich kann eine wiederholte Verletzung der Moralvorstellungen des Unterbewusstseins bei vielen Menschen zu Blockaden führen. Achten Sie deswegen am Besten auf die Einhaltung der 10 Gebote, denn „das strengste Gericht ist das Gewissen!"

Physische Blockaden können z.B. sein:

Blockaden im Nieren-/Lymphbereich (verursacht durch Bakterien/Viren/Toxine/Störfelder (Focus/Herde), die eine Ausscheidung erschweren.

Das Schlafen auf einer geopathischen Zone („Wasserader").

Auch hier gilt: ärztlichen Rat einholen.

3.2 Wichtiges und Selbstverständliches

Verschaffen Sie sich genug Freude im Leben, sonst leiden Sie und Ihr Immunsystem mit! Lachen ist sehr gesund! Weinen auch!

Bedenken Sie, dass die Erfahrung und inzwischen auch einige Studien zeigen, dass Menschen, die positiv und gut gelaunt sind, weniger krank sind. Sie überstehen auch Krankheiten besser ,und schneller, haben weniger Probleme als andere.

Verschaffen Sie sich genug Bewegung im Leben, sonst können die Ausscheidungsorgane nicht optimal funktionieren und Sie werden auch viel weniger Freude am Leben haben!

Zusätzlich dazu, dass Sie sich täglich genügend in Bewegung halten müssen, brauchen Sie mindestens alle zwei Tage ein moderates Kreislauftraining in Form von einem 20-minutigen Spaziergang.

Gerne etwas forciert! Wenn Ihnen das „zu lahm" ist, dann kaufen Sie ein Sprungseil dazu – ein billiges und vorzügliches Fitnessinstrument!

Vergessen Sie das Nordic Walking! Vergessen Sie das Joggen! Kranke und halbkranke Menschen profitieren nicht von Jogging. Frauen mit ihrem schwachen Bindegewebe sowieso nicht.

Das Gehen ist die einzige lebensverlängernde physische Tätigkeit, denn es entlastet das Herz und regt den Stoffwechsel an!

Sorgen Sie dafür, dass es für Sie einen Sinn im Leben gibt!

Dies ist für viele Menschen äußerst wichtig, aber sie erkennen es nicht, weil sie zu sich selbst keinen Zugang mehr haben. Achten Sie auf ein strukturiertes und geordnetes Leben, gönnen Sie sich immer wieder bewusst Ruhe und Entspannung.

Quellen und Literatur

4.1 Literaturempfehlung

Volker Angres, Claus-Peter Hutter, Lutz Ribbe: Futter fürs Volk. Was die Lebensmittelindustrie uns auftischt. Jochen Kopp Verlag 2001.

Thilo Bode: Abgespeist. Wie wir beim Essen betrogen werden und was wir dagegen tun können. S. Fischer 2007.

Max Daunderer: Gifte im Alltag. Wo sie vorkommen. Wie sie wirken. Wie man sich dagegen schützt. C.H. Beck Verlag 2005.

Hannelore Fischer-Reska: Die Entsäuerungs Revolution. Südwest Verlag. München 2006. ISBN-Nr. 3-517-06696-6.

Hannelore Fischer-Reska: Die Bitterstoff Revolution. Südwest Verlag. München 2006. ISBN-Nr. 3-517-06755-5.

Markus Grill: Kranke Geschäfte. Wie die Pharmaindustrie uns manipuliert. Rowohlt 2007.

Hans-Ulrich Grimm: Die Suppe lügt. Die schöne neue Welt des Essens. Knaur 2008.

Hans-Ulrich Grimm: Die Ernährungslüge. Wie uns die Lebensmittelindustrie um den Verstand bringt. Knaur 2005.

Eva Goris: Unser kläglich Brot, Droemer 2007

Peter Jentschura, Josef Lohkämper: Gesundheit durch Entschlackung. Verlag Peter Jentschura 2002.

Bitten Jonsson, Pia Nordström: Zucker, nein danke! Was Zucker in Ihrem Körper anrichtet. So ändern Sie Ihre Essgewohnheiten. Mosaik bei Goldmann 2006.

Katalyse Institut für angewandte Umweltforschung e.V.: Chemie in Lebensmitteln. Zweitausendeins.

Fred W. Koch: Saure Nahrung macht krank. Herausgeber: Dr. Klaus Hoffmann. Vier Flamingos Verlags- und Vertriebsgesellschaft mbH Rheim 1998.

Hermann Meyer: Die Gesetze des Schicksals. Die Befreiung von unbewussten Zwängen. Goldmann 1992.

Dr. Johann G. Schnitzer: Der alternative Weg zur Gesundheit. Mosaik Verlag 1982.

Barbara Simonsohn: Stevia sündhaft süß und urgesund. Eine Alternative zu Zucker und Süßstoffen. Windpferd 2006.

Norbert Treutwein: Übersäuerung. Krank ohne Grund? Das Programm für optimale Säure-Basen-Balance. Südwest Verlag 2001.

Vanselow-Leisen, L. Feist: Die Leisenkur. Zur Therapie schlackenbedingter Krankheiten. Turm Verlag 2001.

Dr. Norman W. Walker: Auch Sie können wieder jünger werden. Mosaik bei Goldmann 2002.

Thomas Wieczorek: Die Verblödete Republik. Wie uns Medien, Wirtschaft und Politik für dumm verkaufen. Knaur 2009.

4.2 Quellen- und Literaturhinweise

1 Dr. Köhler, KBV, Ärzte Zeitung 2009 / Deutsches Zentrum für Altersfragen: Alterssurvey 2002, Wurm & Tesch-Römer, 2006

2 COOP Mitgliedszeitung CH, 2.2009.

3 Prof. Harald zu Hausen, Deutsche Krebshilfe, (RPO 24.02.2010), Neue Osnabrücker Zeitung

4 „Pro med" 02/08, Dr. U.Bubendorfer.

5 www.stern.de, 15.05.2009

6 Prof. Dr. A. Kurth, CME.Springer.de/CME 4.2009.

7 „Deutsche sind im Alter früher gebrechlich", Apotheken Umschau 03.09.

8 z.B. „Geheimarchiv d. Ernährungslehre", Dr. Ralph Bircher, ISBN 978-3 87053-056-3.

8 Geld und Gesundheit/GKV in Deutschland 2008 u. 2050, Ärzte Zeitung 22.09.08.

9 Obst und Gemüse weiter stark belastet. Ärztezeitung 14.10.08.

10 Prof. Dr. H. Liesen, Welt am Sonntag, 31.08.97, Seite 29.

11 „Unsere Ernährung deckt nicht den Vitaminbedarf". Welt am Sonntag 24.08.97, S.26.

12 "Rotes Fleisch ist ungesund", Arch. intern. Med 169(2009) 562-571.

13 „Die große Kosmetik-Liste". Öko Test, Nr. 01.

14 Lesen Sie die Deklaration und Inhaltsstoffe. Es gibt inzwischen künstlichen Käse („analog-Käse") und falschen Schinken (FAZ „Wissenschaft" 19.07.09).

15 „Diät-Cola fördert Fressgier". MT/JAMA 2008,299: 2137-2138.

16 „Weiche Knochen durch Softdrinks", (AJCN88,2008,1670), Ärzte Zeitung 09.12.08.

17 „Was bedeuten die E-Nummern?" Verbraucher Zentrale , ISBN 3- 922940-15-3.

18 „Die Eiweißspeicher Krankheiten". Prof. Dr. Lothar Wendt., ISBN 3-7760-0780-X.

19 „Fettarme Kost nützt, Atkins-Diät schadet Gefäßen" (Hypertension 51,2008,376).

20 „Arterien dicker Kinder eng wie bei 45-Jährigen", (Am. Hearth Asoss.-Kongress, New Orleans) Ä.Z. 12.11.08.

21 „Weniger Protein verhindert Adipositas" Ä.Z. Juli 09, Prof. Dr. Berthold, Koletzko, München.

22 „Milk and other dietary influences on coronary hearth disease"., Alternative Med. review 1998,3(4).

23 „Milk, the deadly poison". Argus publishing inc., Englewood Cliffs, N.J.1997.

24 „Vorzugsmilch-das weiße Gold behornter Kühe", Milch-Mitteilung 08.07. Bodan GmbH,CH-88662 Überlingen.

25 „Die Milch machts nicht allein" INFO 3, 07-08/2009.

26 „Bauernhofmilch" 18-05-2007. Studie mit 15000 Europ. Kindern.

27 „Werbung für die Fleischwirtschaft", Deutsches Ärzteblatt 95, Heft 30, A 1850.

28 „Abstruse Mengen Broccoli", Deutsches Ärzteblatt 95, Heft 30, A 1850.

29 Dies gilt auch für viele Kunststoffverpackungen für Nahrungsmittel. „Diabetes und Herzinfarkt vom Plastikteller", Med. Trib.10.10.08."Studie weist auf Risiken durch Kunststoffe hin", JAMA300,2008,1303.

30 „Unsere Nahrung - unser Schicksal", Dr. M. O. Bruker, ISBN 3-89189-003-6.

31 Endocrine Society 01.12.08: Calcium and Vit. D may not be the only protection against bone loss. (www.endo-society.org)

32 Arnett T., Proc. Nutr. Soc. 62:511-520 (2003): Regulation of bone cell function by acid-base-balance.

33 New. et al., Am. J. Clin. Nutr. 79:131-138 (2004): Lower estimates of net endogenous non carbonic acid production are positively associated with indexes of bone health in premenopausal and perimenopausal women.

34 Macdonald et al., Am J. Clin. Nutr. 79:155-165 (2004): Nutritional associations with bone loss during the menopausal transition: evidence of a beneficial effect of calium, alkohol and fruit and vegetable nutritients and of a detrimental effect of fatty acids.

35 Maurer et al., Am. J. Physiol Renal Ph. 284: F32-F40 (2003): Neutralization of western diet inhibits bone resorption independently of K intake and reduce cortisol secretion in humans.

36 Bushinsky et al., Am. J. Physiol. Renal Physiol 285: F532-F539 (2003): Chronic acidosis-induced alteration in bone bicarbonate and phosphate.

37 Frick et al., J. Bone Min. Res. 18:1317-1325 (2003): Metabolic acidosis stimu lates RANKL RNA expression in bone through a cyclo-oxygenase-dependent mechanism.

38 Remer et al., Am. J. Clin. Nutr. 77: 1255-1270 (2003): Potenzielle renale Säure- belastung der Ernährung und renale Säureausscheidung von gesunden Kindern und Jugendlichen ohne diätetischen Einschränkungen.

39 New SA, Proc. Nutr. Soc. 62: 889-899 (2003): Intake of fruit and vegetables: Implications for bone health.

40 Lemann et al., Am. J. Physiol. Renal Phyiol. 285: F811-F832 (2003): Bone buffering of acid and base in humans.

41 Demingne et al., J. Nutrition 134: 2903-2906 (2004): Protective effects of high dietary potassium and metabolic aspects.

42 Prentice A., Public Health Nutrition 7: 227-243 (2004): Diet, nutrition and the prevention of osteoporosis.

43 Ince et al.: J. Clin. Endocinol. Metab. 89: 3801-387 (2004): Lovering dietary protein to U.S. recommended dietary allowance levels reduces uriary calcium excretion an bone resorption in young women.

44 Marangella et al., Calcif Tissue Int 74: 330-335 (2004): effects of potassium citrate supplementation on bone metabolism.

45 Distahabanchong et al., Bone 35: 604-613 (2004): Alteration of noncollagenous bone matrix proteins in distal renal tubular acidosis.

46 Zwart et al., Am. J. Clin. Nutr. 80: 1058-1065 (2004): The ratio of animal protein intake to potassium intake is a predictor of bone resorption in space flight analogues and in ambulatory subjects.

47 McGartland et al., Am J. Clin. Nutr. 80: 1019-1023 (2004): Fruit and vegetable consumption and bone mineral density: The Northern Ireland Young Hearths Project. 48 Pryenne et al., Eur. J. Clin. Nutr.

48 Pryenne et al., Eur. J. Clin. Nutr. 58: 1462-1471 (2004): Dietary acid-base- balance and intake of bone-related nutritients in Cambridge teenagers.

49 New et al., Am. J. Clin. Nutr. 79: 131-138 (2004): Lower estimates of net endogenous non-carbonic acid production are positively associated with indexes of bone health in premenopausal and perimenopausal women.

50 Alexy et al., Am. J. Clin. Nutr. 82: 1107-1114 (2005): Long term protein intake and dietary potential renal acid load are associated with modeling and remodeling at the proximal radius in healthy children.

51 Frick et al., Am. J. Physiol. Renal Physiol. 289: F1005-F1011 (2005): RANK ligand and TNF-alpha mediate acid-induced bone calcium efflux in vitro.

52 Stret et al., J. Physiol. 566: 481-489 (2005): Metabolic alkalosis reduces exercise-induced acidosis and potassi um accumulation in human skeletal muscle interstitium.

53 Cordain et al., Am. J. Clin. Nutr. 81: 341-354 (2005): Origins and evolution of the western diet: health implica tions for the 21st century.

54 Cseuz et al., Rheumatology 44 (Supplement 1) (2005): Alkaline mineral Supplementation for patients with rheumatoid arthritis.

55 Mc Carty MF, Med. Hypothesis 64: 380-384: Acid-base balance may influence risk for insulin resistance syndrome by modulating cortisol output.